Barbacoa

La guía completa para asar y ahumar a la perfección para principiantes y profesionales

(Se revelan los secretos de las parrilladas y barbacoas de verano de todo el mundo)

Iñigo da Silva

TABLA DE CONTENIDOS

Chuletas De Cerdo A La Plancha Con Salsa De Nectarina 1

Ensalada De Patata, Huevo, Perejil Y Cebolla 4

Suero De Leche Con Sabor 7

Jerez En Escabeche 7

Brochetas A La Parrilla Adornadas Con Tzatziki. 9

Mantequilla De Ajo Y Hierbas 16

Champiñones Rellenos Listos Para Asar 17

Hamburguesa De Queso Con Chile 19

Verduras A La Parrilla 22

Vieiras A La Parrilla 26

Pinchos De Setas A La Parrilla 31

Helado A La Parrilla 33

Rollitos De Pavo Servidos Con Yogur De Pepino Y Guarnición 35

Carne Llameante Con Miel 42

Cochinillo Relleno Asado A La Leña 45

El Curry Es Un Adobo Para Asar Pollo. 51

Placer Del Hobo 61

Ronda Steak Sauerbraten 66

Pan De Pita A La Parrilla 67

Pollo Picante - Alitas 70

Estilo Cevapcici 73

Chuletas De Cerdo A La Plancha Con Salsa De Nectarina

- cucharadita de comino molido
- cucharadita de chile en polvo
- al y pimienta negra molida al gusto
- cucharadas de aceite de oliva
- (8 onzas) chuletas de lomo de cerdo sin hueso
- nectarinas, picadas y cortadas en cubitos
- tomate maduro, sin semillas y cortado en cubitos
- 1/2 taza de cebolla picada
- cucharadas de cilantro fresco picado
- cucharadas de jugo de lima fresco
- 1/2 cucharadita de hojuelas de pimiento rojo picado, o al gusto
- al al gusto

Direcciones

1

1. Precaliente una parrilla al aire libre a fuego medio-alto.
2. Engrase ligeramente la rejilla y colóquelo a 5-10 pulgadas del calor.
3. Para hacer la salsa, coloque las nectarinas, el tomate, la cebolla, el cilantro, el jugo de lima y los copos de pimiento rojo en un tazón; mezcle para mezclar.
4. Sazone al gusto con sal.
5. Cubra y refrigere 60 minutos para mezclar los sabores.
6. Mezcle el comino, el chile en polvo, la sal y la pimienta en un tazón pequeño.
7. Coloque el aceite de oliva en un tazón pequeño.
8. Cepille las chuletas de cerdo con aceite y sazone ambos lados uniformemente con la mezcla de comino.
9. Coloque las chuletas de lomo de cerdo en la parrilla precalentada.

10. Cocine hasta que se dore ligeramente y los jugos salgan limpios, aproximadamente 5-10 minutos en cada lado.
11. Coloque las chuletas de cerdo en los platos para servir y cubra con una generosa cucharada de salsa.

Ensalada De Patata, Huevo, Perejil Y Cebolla

Ingredientes:

2 rama de cebolla de verdeo

8 huevos

1 atado de perejil

¼ kg de papas

2 cebolla blanca mediana

2 cebolla colorada

Vinagreta:

2 toque de vinagre de manzana
Sal y Pimienta negra recién molida Zumo
de un limón (120 ml)
250 ml de aceite de oliva

Preparación:

1. Cortar las papas en cubos medianos, cocinarlas en abundante agua con sal.
2. Una vez cocidas cortar la cocción en agua helada.
3. Escurrir y reservar en la heladera.
4. Cortar las cebollas en medio aro bien fino, picar la cebolla de verdeo.
5. Dejar reposar unos minutos en agua con sal.
6. Escurrir y reservar.
7. Cocer los huevos durante 20 minutos.

8. Dejar enfriar y picar finos o pisar con tenedor.

9. Picar el perejil

<u>Vinagreta</u>: Mezclar el vinagre, el aceite y el limón hasta que quede una solución homogénea

Incorporar las cebollas, los huevos, el perejil picado y la vinagreta al bol con las papas. Mezclar suavemente.

Decorar a gusto.

Suero De Leche Con Sabor

Ingredientes
2 hoja de laurel
2 cucharadita de cilantro
1000 ml de suero de leche
20 granos de pimienta
Sal y pimienta

Preparación
1. Mezclar todos los ingredientes en un bol pequeño.

2. Deje que la marinada se infusione durante 2 horas.

3. Retirar la hoja de laurel y servir.

Jerez En Escabeche

Ingredientes

2 diente de ajo prensado

2 cucharadita de mejorana

2 cucharada de aceite (de colza)

4 cucharadas de jerez

2 cebolla finamente picada

Sal y pimienta

Preparación

1. Mezclar todos los ingredientes en un bol pequeño y dejarlos en infusión durante al menos 8 horas.

Brochetas A La Parrilla Adornadas Con Tzatziki.

Ingredientes
- 2 pepino(s)
- 4 dientes de ajo
- 100 g de nata líquida
- 250 g de yogur bajo en grasas
- |Sal y pimienta
- 16 rebanadas de tocino de desayuno, magro, en rodajas finas

- 400 g de filete(s) de pechuga de pollo, opcionalmente filete de cerdo
- 6 pimientos
- 4 cebollas rojas
- 400 g de tomate(s) cherry
- 2 cucharada de aceite de oliva
- 4 cucharadas de zumo de limón
- 2 cucharada de hierbas italianas (congeladas), opcionalmente hierbas frescas

Preparación

1. Lavar la carne, secarla y cortarla en rodajas de un dedo de grosor.

2. Partir los pimientos por la mitad, quitarles las semillas y el tabique, lavarlos y cortarlos en trozos del tamaño de un bocado.

3. Lavar los tomates.

4. Pelar las cebollas y cortarlas en octavos.

5. Poner todo en un bol.

6. Mezclar el aceite de oliva con el zumo de limón y las hierbas y mezclarlo con la carne y las verduras en el bol.

7. Dejar infusionar durante unos 60 minutos.

8. Para el tzatziki, lavar bien el pepino, cortarlo por la mitad a lo largo,

quitarle las semillas y rallarlo en un bol. Pelar el ajo y añadirlo.

9. Incorporar la crema líquida y el yogur, salpimentar.

10. Saque la carne, los pimientos, los tomates y las cebollas de la marinada y altérnelos, también con el bacon, en brochetas.

11. Salpimentar y colocar en una bandeja de horno forrada con papel de hornear.

12. Asar en el horno caliente durante 20 minutos.

13. Dar la vuelta al menos tres veces. Servir con el tzatziki.

Crujientes brochetas de trigo para la plancha.Ingredientes

- 2 paquete de levadura seca o 1 cubo de levadura fresca
- 4 pizca(s) de azúcar fina
- 4 tallos de romero fresco
- harina para la superficie de trabajo
- al gusto, aceite para la superficie de trabajo

- 1000 g|harina de trigo tipo 10 10 0
- 700 ml de agua caliente
- 6 cucharadas de aceite de oliva
- 4 cucharaditas de sal gruesa mediana

Preparación

1. Remover enérgicamente la levadura junto con el azúcar en el agua.

2. Dejar reposar unos minutos.

3. Mientras tanto, picar finamente el romero.

4. Vierta el agua de la levadura en un bol, añada el resto de los ingredientes y amase con el gancho de amasar de una batidora de mano durante aproximadamente 1-5 minuto a la velocidad más baja.

5. A continuación, mezcle a 4 velocidad durante unos 20 minutos hasta que todo se haya separado de las paredes del bol y se haya formado una masa suave y homogénea.

6. Con una tarjeta de amasar, transfiera la masa a la superficie de trabajo

enharinada, dele forma de bola y frótela ligeramente con aceite de oliva.

7. A continuación, devolverla al bol y colocarla en un lugar cálido, como un horno cerrado, con un paño húmedo.

8. Dejar reposar hasta que doble su volumen. Yo le doy a la masa al menos unas –1-4 horas.

9. Pasar la masa del bol a una superficie de trabajo ligeramente aceitada y dividirla en unas –1-5 porciones de unos 140 g cada una.

10. Ahora forme las porciones en bolas, extiéndalas con un rodillo ovalado y sáqueles unos 30 cm de longitud y 1-5 cm de grosor.

11. Apile las hamburguesas individuales, enharínelas un poco y coloque papel de horno entre ellas.

12. Preparar la parrilla para fuego directo medio.

13. Colocar con cuidado las hamburguesas en la parrilla y hornearlas durante unos minutos por cada lado hasta que se doren por ambos lados.

14. Hay que vigilarlas bien y darles la vuelta cada minuto.

15. Las hamburguesas burbujean ligeramente y se elevan de nuevo mientras se asan.

16. Cuando las hamburguesas estén hechas, también puede mantenerlas calientes durante un rato a fuego indirecto.

17. Si no es así, sírvelas directamente con uno o varios dips.

Mantequilla De Ajo Y Hierbas

Ingredientes

- 500 g de mantequilla blanda
- 8 diente/s de ajo
- 2 chalota(s)
- a   gusto|hierbas,   mezcladas, congeladas
- |Sal y pimienta

Preparación

1. Pele el ajo y páselo por la prensa de ajos, pele la chalota y córtela en dados.

2. Mezclar la mantequilla blanda con el ajo prensado, la chalota, la sal, la pimienta y la mezcla de hierbas congeladas y enfriar.

3. ¡¡Sabe delicioso con la comida a la parrilla!!

Champiñones Rellenos Listos Para Asar

Ingredientes

- |Sal y pimienta
- |Pimienta en polvo
- 2 cucharada de queso fresco

- 12 champiñones grandes
- 200 g de jamón ahumado
- 2 diente/s de ajo
- 2 cebolla(s)
- 2 taza de queso emmental o gouda rallado

Preparación

1. Retire con cuidado los tallos de los champiñones y píquelos muy finamente.

2. Picar el tocino y las cebollas también muy finamente.

3. Freír el bacon, luego el ajo prensado, los tallos picados y las cebollas brevemente hasta que las cebollas estén translúcidas.

4. Dejar enfriar brevemente. Mezclar con el resto de los ingredientes y sazonar al gusto.

5. Rellene las cabezas de los champiñones con la mezcla y colóquelas en nidos de papel de aluminio.

6. Si es necesario, espolvorear los champiñones rellenos con un poco de queso.

7. Gratinar indirectamente en el grill durante –25 a 30 minutos, o en el horno si es necesario.

Hamburguesa De Queso Con Chile

Ingredientes

- 4 dientes de ajo finamente picados
- 1 cucharadita de pimienta recién molida
- 8 rebanada/s de queso, (respectivamente cheddar, queso de mantequilla...), rebanadas finas
- 8 panecillos, de hamburguesa
- 8 hojas de lechuga

- 1800 g de carne picada
- 2 cebolla roja mediana rallada
- 6 cucharadas de perejil picado
- 4 cucharadas de pimiento(s) picante(s), (jalapeño) picado(s), con semillas
- 1 cucharadita de sal marina gruesa

Preparación

1. En un bol, mezclar la carne picada con la cebolla, las hierbas, el chile, la sal, el ajo y la pimienta y amasar bien.

2. Cortar la mezcla en cuartos y formar hamburguesas del mismo tamaño, de unos 5-10 cm de grosor.

3. Preparar la parrilla y dejarla bien caliente.

4. Colocar las hamburguesas en la parrilla y cocinarlas a fuego directo y alto durante 20 minutos con la tapa cerrada.

5. Déles la vuelta una vez y estarán a punto.

6. Durante el último minuto de asado, coloque la rebanada de queso sobre las hamburguesas.

7. Coloca las hamburguesas terminadas en los panes de hamburguesa y adórnalas con una hoja de lechuga.

8. Consejo: ¡sabe un poco mejor si se tuestan los panecillos de hamburguesa brevemente en la parrilla de antemano!

Verduras A La Parrilla

Ingredientes

- 4 cucharadas de aceite de oliva
- |Sal y pimienta
- 2 ajo o más
- 2 manojo de hierbas, mezcladas al gusto (por ejemplo, tomillo, romero, salvia, orégano)
- |vinagre balsámico, para rociar

- 2 calabacín grande
- 2 pimiento(s) amarillo(s)
- 2 pimiento(s) rojo(s)
- 2 manojo de cebollas de puerro
- 400 g de champiñones

Preparación

1. Limpiar, cortar en dados y mezclar las verduras.

2. Extenderlas en una sartén y asarlas bajo el grill precalentado 6 veces durante 10 minutos.

3. Remover 4 veces entre medias.

4. Retirar y rociar con un poco de vinagre balsámico.

5. Disfrutar con los platos a la parrilla.

papas asadasIngredientes

- 2 kg de patatas
- |Aceite
- |sal
- diente/s de ajo
- |(fresco)

Preparación

1. Hervir las patatas hasta que estén blandas.

2. Extiende un trozo grande de papel de aluminio y pon las patatas cocidas sobre él.

3. Verter aceite sobre ellas para que todas las patatas queden ligeramente rociadas.

4. Espolvorear generosamente con sal las patatas, machacar los dientes de ajo al gusto y añadirlos por encima.

5. Añade las hojas de tomillo.

6. Doblar el papel de aluminio para que las patatas queden envueltas.

7. Dar un poco de vuelta al paquete y girarlo para distribuir el aceite.

8. Colocar el paquete en las brasas y dejarlo durante unos 35 a 40 minutos, dependiendo de la intensidad de las brasas, hasta que las patatas estén crujientes.

Vieiras A La Parrilla

Ingredientes

- 10 cebollas tiernas
- 6 dientes de ajo
- 4 cucharaditas de sal
- Pimienta al gusto
- 2 cucharada de zumo de limón
- 1 vaso de vino blanco
- 1 manojo de perejil
- posiblemente agua

- 1500 g de langostinos, pelados, o
- 2   kg de langostinos, con cabeza y caparazón.
- 100 g de mantequilla 12 cucharadas de aceite de oliva virgen extra, prensado en frío

Preparación

1. Corte los crustáceos enteros en el caparazón con un cuchillo afilado a lo largo de la parte posterior de la cola un poco y retire la vena intestinal, en su mayor parte negra.

2. Las gambas ya desvenadas o las gambas árticas muy pequeñas no necesitan más preparación.

3. Picar finamente la cebolleta, los dientes de ajo y el perejil.

4. Calentar una parrilla eléctrica o una parrilla de horno con el calor superior al máximo.

5. En una olla grande, calentar el aceite de oliva y la mantequilla.

6. Sofreír en ella las cebollas y el ajo, pero sin dejar que se doren.

7. Añada sal y pimienta.

8. Añadir el zumo de limón, el perejil y el vino blanco.

9. Retire la cacerola del fuego, vierta las gambas y mézclelo todo bien.

10. A continuación, páselo a una fuente de horno poco profunda.

11. Si es posible, coloque las gambas en filas.

12. Sin embargo, no deben superponerse unas a otras.

13. A continuación, ase las gambas, lo más cerca posible de las barras del grill, durante 5-10 minutos por un lado.

14. Déle la vuelta a las gambas. A continuación, vuelva a asarlas durante 5-10 minutos o hasta que estén doradas, pero nunca más tiempo o estarán duras.

28

15. Disponga las gambas en platos calientes y extienda la salsa por encima.

16. Los crustáceos más grandes también se pueden preparar en una parrilla de carbón.

17. Para ello, mezcle bien los langostinos con la mezcla de verduras como se ha descrito anteriormente, pero luego colóquelos individualmente en la rejilla de la parrilla.

18. Sirva la salsa restante por separado.

19. La mejor parte es la salsa, así que sírvase con pan blanco recién horneado.

20. Si quiere más salsa, añada unas cucharadas más de agua con el vino blanco.

Pinchos De Setas A La Parrilla

Ingredientes

- 4 cucharadas de miel o jarabe de agave
- 2 cucharadita de orégano
- 2 cucharadita de tomillo
- 8 dientes de ajo

- 1000 g|Setas enteras, no demasiado pequeñas - preferiblemente de tamaño medio
- 2 calabacín
- 2 pimiento rojo
- 200 ml de aceite de oliva
- 8 cucharadas de salsa de soja salada

Preparación

1. El día anterior, pelar y prensar el ajo y mezclarlo con el aceite de oliva, la

salsa de soja, la miel o el sirope de ágave y las especias.

2. Limpiar los champiñones. Cortar el calabacín en rodajas.

3. Quitar las semillas a los pimientos y cortarlos en trozos adecuados.

4. Poner todo en la marinada, bien en una lata con tapa o en una bolsa de congelación.

5. Dejar marinar durante varias horas, dándoles la vuelta de vez en cuando para asegurarse de que todo está bien marinado.

6. A continuación, coloque las brochetas y áselas durante unos diez minutos por todos los lados.

Helado A La Parrilla

Ingredientes

- 12 claras de huevo
- 2 0 fresas
- 2 chorrito de zumo de limón

- 2 chupito de licor de fresa
- 8 bolas de helado (vainilla)
- 14 cucharaditas de azúcar en polvo
- 8   capas   pequeñas   de   bizcocho (tartaletas)

Preparación

1. Lavar, limpiar y cortar las fresas en rodajas.

2. Rociar con el zumo de limón y el licor.

3. Batir las claras con el azúcar en polvo a punto de nieve.

4. Cubrir las tartaletas con las fresas y colocar una bola grande de helado de vainilla sobre cada una.

5. Cubrir ahora completamente el helado con las claras de huevo batidas.

6. Hornee brevemente en un horno precalentado a 400 grados de convección.

7. Cuando las claras batidas tengan un color marrón, retírelas y sírvalas inmediatamente.

8. Una deliciosa alternativa a las fresas frescas son los melocotones, frescos o en conserva.

9. Asimismo, se puede sustituir el alcohol por una salsa de frutas para los niños.

Rollitos De Pavo Servidos Con Yogur

De Pepino Y Guarnición

Ingredientes

- 2 trozo(s) de pepino, de unos 20 cm
- 4 dientes de ajo
- 1 manojo de eneldo
- 1000 g de yogur 6 ,10
- 2 ensalada según la temporada y las preferencias
- posiblemente aderezo, ligero al gusto

- 2 manojo de perejil picado
- posiblemente cebolla(s), picada(s)
- 1200 g de carne picada de ternera o cordero
- 4 huevos
- un poco de sal marina
- |Pimienta
- 1 cucharadita de comino molido
- 8 pizcas de comino en polvo

- 8 pizcas de pimentón en polvo
- un poco de aceite (de girasol)

Preparación

1. Amasar la carne picada con perejil, eventualmente cebolla, huevo y las especias y sazonar bien.

2. Formar –35 a 40 rollitos con la mezcla.

3. Freír los panecillos en una sartén o en la parrilla hasta que se doren por todos lados.

4. Lavar, pelar y rallar el pepino.

5. Picar los dientes de ajo, lavar el eneldo y secarlo, luego picarlo.

6. Mezclar el yogur en un cuenco hasta que esté suave, añadir todo y sazonar fuertemente con sal y pimienta.

7. Mezclar una ensalada al gusto, eventualmente aliñar con un aderezo ligero.

8. Disponer todo junto de forma agradable en los platos.

Masa de pizza para asar a la parrilla en una piedra para pizza.Ingredientes

- 6 cucharadas de aceite de oliva
- 2 pizca de sal
- 2 cucharadita de orégano

- 100 g de harina de espelta tipo
- 500 ml de agua tibia
- 20 g de levadura fresca

Preparación

1. Poner la harina en el bol.

2. Hacer un pozo con una cucharada, desmenuzar la levadura en él, espolvorear la sal sobre la levadura y verter el agua caliente.

3. El agua debe quedar sólo en el pozo y no correr sobre él.

4. A continuación, remueva el borde de harina del pozo con una varilla hasta que la levadura, el agua y la harina removida den una masa suave.

5. Dejar reposar esta mezcla durante unos 20 minutos.

6. Pasados los 20 minutos, en círculos empezando por el centro, mezclar cada vez más la masa con la harina, vertiendo poco a poco el agua y el aceite de oliva hasta que se forme una masa suave y uniforme.

7. Al final, añadir el orégano a la masa y remover brevemente.

8. A continuación, deje que la masa suba durante unos 35 a 40 minutos y divídala en trozos de igual tamaño.

9. Si no la utilizas toda, envasa las porciones en papel de plástico, la

masa se conservará unos buenos 5-10 días en la nevera.

10. Extienda la masa o tire de ella y colóquela en papel de hornear.

11. Asegúrese de que la piedra para pizza, el papel de hornear y la masa sean del mismo tamaño.

12. Cubra la pizza como desee.

13. La parrilla debe estar a más de 250 grados, la piedra de la pizza debe estar en la parrilla cuando se calienta y no debe sacarse de allí.

14. Esto es importante, la piedra necesita una temperatura alta para que la masa quede crujiente.

15. A continuación, se coloca la masa de pizza sobre la piedra con papel de hornear.

16. Se saca el papel de debajo de la pizza después de unos 5 a 10 minutos.

17. Si se retira con facilidad, todo cabrá.

18. Si no, tendrás que practicar un poco más con tu piedra de pizza y el calor.

19. Pero practicar con la pizza es muy divertido..

20. Una pizza está lista en unos –10 a 15 minutos, dependiendo de la piedra y el calor.

21. Se puede saber rápidamente por su aspecto.

22. Por favor, tenga cuidado al asar con la piedra para pizza: Todo está muy caliente.

23. No deje que los niños o los animales toquen la parrilla. Mantenga siempre la parrilla cerrada cuando se enfríe con la piedra.

24. Consejo para utilizar la levadura seca: Mezcle bien la levadura seca con la harina y la sal.

25. Vierta lentamente el agua tibia y el aceite de oliva y remueva hasta que tenga una masa suave y uniforme.

26. A mí me gusta más la masa con la levadura fresca.

Carne Llameante Con Miel

Ingredientes
- 2 diente/s de ajo muy picado/s
- al gusto|pimentón dulce en polvo
- al gusto|chile en polvo

- |Sal y pimienta

- 1000 g|chuleta de cerdo
- 4 cucharadas de miel
- 4 cucharadas de mostaza, medio caliente
- 4 cucharadas de aceite

Preparación

1. En un bol o taza pequeña, mezclar la miel con la mostaza y el aceite hasta que se forme un adobo homogéneo.

2. Ahora añada el ajo y las especias y remueva.

3. En primer lugar, enjuague brevemente las chuletas, luego emplácelas -preferiblemente entre dos láminas de plástico- y córtelas longitudinalmente en tiras de 5-10 cm de ancho.

43

4. Ensarte las tiras individuales en brochetas recortadas y colóquelas en una fuente de horno oblonga o similar.

5. Unte la marinada generosamente sobre ellas.

6. A continuación, deje que se marinen durante unas 5 a 10 horas en un lugar fresco, cambiándolas de vez en cuando.

7. Ahora se pueden poner las brochetas en la parrilla precalentada.

Cochinillo Relleno Asado A La Leña

Ingredientes

- 2 kg de carne de cerdo (panceta), cortada en dados pequeños
- 20 cebollas, cortadas en dados finos
- 4 manojos de perejil
- 4 litros de leche

- 2 |Lechón, con aprox. 80 kg de peso vivo
- 100|tortilla(s), cortada(s) en cubos pequeños
- 20 huevos
- |Sal
- |Pimienta negra molida
- |Alcaravea molida
- 2 kg de sal, sal gorda (se puede conseguir en cualquier panadería)

500 g de grasa, Preparación

1. El cochinillo debe ser sacrificado al menos 4 días antes y salado el mismo día.

2. Para la salazón, se disuelve en un litro de agua caliente tanta sal pretzel como el agua pueda absorber.

3. A continuación, se añade alcaravea molida y pimienta.

4. La alcaravea y la pimienta se añaden a la sal de pretzel restante.

5. La salmuera de especias se inyecta a −5-10 cm de profundidad en la carne utilizando una jeringa con una cánula grande.

6. Tanto en el exterior como en el interior a intervalos regulares hasta que quede entre 1-5 de litro.

7. El resto de la salmuera se utiliza para humedecer el cochinillo por todas partes.

8. Ahora, con un cuchillo, se hace un bolsillo del ancho de un dedo en cada paleta, así como en el jamón, y se rellena con la mezcla de pretzel y sal.

9. Frote el cochinillo por dentro y por fuera con la mezcla de sal y presione para que los granos de sal se peguen.

10. A continuación, vuelva a poner el cochinillo en el frigorífico hasta el día de la parrilla.

11. Para el relleno, primero se fríen las cebollas hasta que adquieran un color marrón y se retiran de la sartén.

12. Ahora se fríe la panceta de cerdo hasta que la grasa se haya deshecho y se añade a las cebollas.

13.   Con los demás ingredientes se amasan panecillos, huevos, leche y perejil, y se condimenta con sal una masa seca. Importante: la masa debe ser más seca que una masa de albóndigas habitual.

14.   Antes de rellenar el cochinillo, hay que fijarlo suficientemente en el palo de la barbacoa.

15.   A continuación, se distribuye uniformemente toda la mezcla de masa en el vientre aún abierto.

16.   Con la ayuda de un punzón casero y de hilo natural -no de fibra sintética se cierra el vientre con media puntada.

17.   Para el fuego de leña utilice sólo madera dura como el roble o el haya.

18.   La cocción debe limitarse sólo a la parte delantera y trasera y debe ser lo

suficientemente fuerte como para que el cochinillo muestre una clara coloración después de unos 40 minutos y comience a "sudar".

19. Derretir la grasa vegetal y cepillar el cochinillo con ella regularmente.

20. No debe tener ningún punto seco durante todo el tiempo de asado.

21. Elimine a fondo la sangre o la sal que se haya escapado con un cuchillo o un cepillo.

22. El tiempo de asado para un cochinillo de este tamaño es de unas 1-5 horas.

23. Una vez que el cochinillo haya tomado ya un claro color marrón debe comprobar la temperatura interna de la carne.

24.   Para ello, introduzca un cuchillo largo en la zona de la paleta y en el jamón, déjelo durante 5 a 10 vueltas de cochinillo y sáquelo, asegurándose de que la punta del cuchillo está tan caliente que casi se quema los dedos.

25.   Si no es así, hay que calentar más intensamente.

26.   Si el cochinillo está atravesado, se calienta en los últimos 20 minutos lo que sólo va y con ello el motor de la parrilla se para una y otra vez, para que se forme una maravillosa y hermosa piel crujiente con burbujas.

27.   De verter la cerveza por encima de lo que aconsejo, porque la piel se quema demasiado de ese modo y el sabor fino sufre de ella.

El Curry Es Un Adobo Para Asar Pollo.

Ingredientes

- 8 cucharaditas de curry en polvo
- 2 cucharadita de cúrcuma
- 4 cucharaditas de sal
- 2 pizca de pimienta
- 2 cucharada de zumo de limón

- 60 g de raíz de jengibre
- 4 dientes de ajo
- 2 pimiento rojo
- 16 cucharadas de aceite
- 4 cucharadas de aceite de sésamo

Preparación

1. La preparación es suficiente para 1000 g de pechuga de pollo.

2. Pele el jengibre y el ajo, retire las semillas del chile.

3. Poner todos los ingredientes en una batidora y batir hasta que todo forme una masa uniforme.

4. Añadir la mezcla a la carne en un bol y dejarla reposar durante al menos 1-5 horas, mejor toda la noche.

Plátanos cubiertos de chocolate con nueces tostadas y malvaviscos.Ingredientes

- 200 g de gotas de chocolate
- 200 g de almendra(s) o nueces picadas
- 8 plátano(s)
- 60 malvaviscos pequeños

Preparación

1. Cortar los plátanos a lo largo y separar con cuidado las partes.

2. Repartir los malvaviscos, las gotas de chocolate y las nueces por encima.

3. Coloca los plátanos en una fuente de aluminio y ponlos en la parrilla.

4. Cuando el chocolate se haya derretido y la cáscara esté un poco negra, los plátanos estarán listos.

53

5. Esto lleva unos –25 a 30   minutos

Costillas de cerdo a la barbacoa coreanaIngredientes

- 2 diente de ajo picadito
- 4 cebollas verdes picadas
- 2 cucharada de aceite de sésamo asiático (tostado)
- 1/2 taza de salsa de soja
- 1/2 taza de azúcar morena
- 1/2 taza de agua

4 libras de estilo coreano costillas cortas
Direcciones

1. En un tazón, mezcle la salsa de soya, el azúcar moreno, el agua, el ajo, las cebollas verdes y el aceite de sésamo hasta que el azúcar se haya disuelto.
2. Coloque las costillas en una gran bolsa de plástico con cremallera.
3. Verter la marinada sobre las costillas, exprimir todo el aire, y refrigerar la bolsa durante 1-4 horas a la noche.
4. Precaliente una parrilla al aire libre para calor medio-alto, y aceite ligeramente la parrilla.
5. Retire las costillas de la bolsa, sacuda el exceso de marinada y deseche el adobo.
6. Asar las costillas en la parrilla precalentada hasta que la carne esté todavía rosada pero no ensangrentada más cerca del hueso, de 10 a 15 minutos por lado.

Costillas al vino tinto con ajo deshuesado y costillas al romero.Ingredientes

- 4 (8 onzas) paquetes de bella bebé o champiñones blancos domésticos, rebanados
- 2 taza de caldo de pollo
- 1/2 taza de vino tinto
- 2 cucharada de mostaza de Dijon
- 2 cucharadita de maicena disuelta en
- 4 cucharaditas de agua
- 2 (10 libras) de asado ribeless deshuesado, se deja a temperatura ambiente por 2-2 ½ horas antes de cocinar
- 4 cucharadas de aceite de oliva
- 2 cucharada de sal
- 1 cucharadas de pimienta negra molida
- 16 dientes de ajo grandes picados
- 4 cucharadas de romero fresco picadito
- 1 cucharadita de romero fresco picadito para la salsa

Direcciones

1. Ajuste la rejilla del horno a la posición central y caliente el horno a 250 grados F.
2. Caliente una sartén grande a fuego medio-alto.
3. Frote el asado en todos los lados con aceite, sal y pimienta.
4. Encienda el ventilador de extracción, agregue el asado a la sartén caliente y marrón en todos los lados, alrededor de 20 minutos en total.
5. Transfiera el asado a un plato.
6. Cuando se enfríe lo suficiente como para manejar, frote el ajo y el romero por todas partes.
7. Mientras tanto, vierta todos menos 2 cucharadas.
8. De los goteos de carne.
9. Añadir los champiñones a la sartén caliente y saltear hasta que estén bien dorados, unos 10 a 15 minutos.

10. Mezcle el caldo, el vino y la mostaza;

11. Agregar a las setas y hervir a fuego lento para mezclar sabores y reducir ligeramente, unos 5-10 minutos.

12. Vierta la salsa de champiñones en un recipiente; dejar de lado.

13. Coloque una rejilla de alambre sobre la sartén y coloque el asado sobre el estante.

14. Hornee lentamente en el horno hasta que el asado alcance una temperatura interna de 150 grados F para medio-raro y 150 grados F para medio, 2-2 ½ horas.

15. Transferir el asado a una tabla de cortar; Retire el estante de la sartén.

16. Vierta el exceso de grasa, si lo hay. Poner la sartén a fuego medio-alto; Regrese la salsa de hongos a cocer el fuego a fuego lento.

17. Agregue la maicena y continúe cocinando a fuego lento hasta que la

salsa espese ligeramente, aproximadamente un minuto.

18. Tallar la carne y servir con la salsa.

Placer Del Hobo

Ingredientes

- 8 patatas, peladas y rebanadas
- sal condimentada a gusto
- sal y pimienta negra al gusto
- 4 libras de carne picada magra
- 2 cebolla, cortada en rodajas
- 2 paquete de zanahorias para bebés

Direcciones

1. Precaliente la parrilla para calor medio-alto.
2. Forme la carne molida en hamburguesas individuales, y coloque cada empanada en un pedazo de papel de aluminio lo suficientemente grande para sostener la empanada y algunas verduras.
3. Capa cada patty con rodajas de cebolla, zanahorias y rodajas de patata.
4. Sazonar con sal, sal y pimienta a gusto.

5. Envuelva la hoja alrededor de los alimentos y selle cada paquete firmemente.
6. Parrilla 60 minutos, o hasta que las patatas estén tiernas.
7. Cuidadosamente abrir cada paquete y servir.

El pastel de carne supremoIngredientes

- 1 taza de migas de pan seco
- 2 huevo batido
- 1/2 taza de agua
- 2 de Sopa Condimentada de Tomate Campbell's
- 4 libras de carne picada
- 2 sobre de sopa de cebolla seca y mezcla de recetas

Direcciones

1. Mezcle bien la sopa de tomate, la carne, la sopa de cebolla, las migas de pan y el huevo en un tazón grande.
2. Coloque la mezcla en una cacerola de 2 6 x9x2 pulgadas y forma firme en un pan de 8x8 pulgadas.

3. Hornee a 350 grados F por 2 hora y 25 a 30 minutos o hasta que el pan de carne esté cocido.

4. Caliente 4 cucharadas de goteo de la sartén, la sopa de tomate restante y el agua en una cacerola de 2 litro a fuego medio hasta que la mezcla esté caliente y burbujeante.

5. Servir la salsa con el pastel de carne.

brochetas de cordero con ajo, cebolla y aliños

Ingredientes:

Albahaca - 0.10 manojo
Estragón - 0,10 manojos
Perejil y eneldo - 2 manojo
Pimienta roja y negra molida, sal al gusto
Cordero (pulpa) - 2 kg
Cebolla - 8 piezas
Ajo - 2 cabeza
Jugo de limón - 80ml

Metodo de cocinar

1. Picar la cebolla, pasar los ajos por un prensa ajos. Picar finamente el perejil y el eneldo, la albahaca y el estragón.
2. Corte el cordero en porciones, sal, pimienta, colóquelo en un recipiente esmaltado, agregue la cebolla y el ajo, espolvoree con jugo de limón recién exprimido y manténgalo en un lugar fresco durante 20 a 24 horas.
3. Ensartar la carne marinada en brochetas y freír sobre las brasas.
4. Espolvorea el kebab terminado antes de servir con hierbas picadas.

Ronda Steak Sauerbraten

Ingredientes

- 2 cucharada de azúcar morena
- 4 cucharadas de vinagre de vino tinto
- 2 cucharadita de salsa Worcestershire
- 1/2 cucharadita de jengibre molido
- 2 hoja de laurel
- 1 cucharadita de sal
- pimienta negra molida al gusto
- 2 1 libras de filete redondo superior, cortado y cortado en rodajas finas
- 2 cucharada de aceite vegetal
- 2 (.710 onza) paquete de mezcla de salsa marrón seca
- 4 tazas de agua
- 2 cucharada de cebolla en polvo

Direcciones

1. Caliente el aceite en una cacerola grande a fuego medio.
2. Añadir la carne en rodajas y marrón bien.

3. Quite la carne. Añadir la mezcla de la salsa y el agua y llevar a ebullición, revolviendo constantemente.

4. Agregue el polvo de cebolla, el azúcar moreno, el vinagre, la salsa Worcestershire, el jengibre, la hoja de laurel y la sal y pimienta negra molida al gusto.

5. Regrese la carne a la cacerola, reduzca el fuego a bajo, cubra y cocine a fuego lento durante una hora, o hasta que la carne esté tierna.

6. Retire la hoja de laurel.

7. Nota: También puede transferir a una cazuela y hornear cubierto a 350 grados F durante 1-1 ½ horas.

Pan De Pita A La Parrilla

Ingredientes

- 2 paquete de levadura seca
- un poco de sal

- un poco de aceite de oliva para el bol

- 500 g de harina
- 500 ml de agua (tibia)
- 20 g de azúcar
- 4 cucharadas de aceite de oliva

Preparación

1. Poner el azúcar en un bol con el agua tibia y la levadura.

2. Dejar fermentar en un lugar cálido durante unos 20 minutos.

3. Amasar la harina con el aceite de oliva y la mezcla de levadura, agua y azúcar lentamente durante 20 minutos en un robot de cocina o con las manos.

4. Añadir un poco de sal. Ponerla en un cuenco forrado con aceite de oliva, cubrirla con un paño y dejarla subir en un lugar cálido durante unos 60

minutos hasta que haya doblado su volumen.

5. A continuación, vuelva a amasar brevemente la masa y divídala en 1-5 trozos.

6. Extienda cada trozo hasta obtener hamburguesas de aproximadamente 1 cm de ancho.

7. Deje que las hamburguesas vuelvan a subir durante unos 35 a 40 minutos y luego áselas a fuego medio durante unos 5 a 10 minutos por cada lado.

8. El pan sabe mejor fresco y es excelente para mojar salsas de barbacoa.

Pollo Picante - Alitas

Ingredientes

- 4 dientes de ajo
- 2 cucharadita de sal y pimienta
- al gusto: chile seco
- |Pimienta de Cayena
- |Hierbas de Provenza

- 16 alas de pollo sin condimentar
- 6 cucharadas de aceite de oliva
- 4 cucharadas de miel
- 2 limón con su zumo

Preparación

1. Lavar y secar las alas de pollo. Mezclar el aceite de oliva, la miel y el zumo de limón en un bol.

2. Esto hará que la mezcla sea más espesa.

3. A continuación, pelar los dientes de ajo, picarlos y añadirlos.

4. Sazonar muy fuerte con sal, pimienta, chile, cayena y hierbas de Provenza.

5. Mezclar de nuevo.

6. A continuación, poner la mezcla sobre las alas de pollo.

7. Lo mejor es dejarlo reposar toda la noche.

8. A continuación, se asan las alas de pollo en una parrilla caliente, pero

seguro que también funciona en el horno.

Estilo Cevapcici

Ingredientes

- 6 dientes de ajo pequeños
- 2 huevo(s)
- |Sal y pimienta
- |mezcla de especias (Vegeta)

- 1000 g de carne picada, mezclada
- 2 cebolla grande
- 1 paquete de polvo de hornear

Preparación

1. Pelar y picar la cebolla y mezclarla con la carne picada.

2. Pelar el ajo y picarlo muy fino o pasarlo por una prensa.

3. Añadir la levadura en polvo la pimienta y Vegeta.

4. Mezclar con el huevo.

5. Probar la mezcla y quizás sazonar de nuevo con las especias si es necesario.

6. A continuación, forme salchichas del tamaño de un dedo, pero ligeramente más gruesas.

7. Colocarlas en una parrilla caliente y asarlas.